AF401011

DE
L'ÉTAT PUERPÉRAL

RÉSUMÉ

D'UNE SÉRIE DE LEÇONS CLINIQUES

FAITES A L'HOPITAL DE LA PITIÉ

PAR M. BECQUEREL,

MÉDECIN DE L'HOPITAL DE LA PITIÉ,
PROFESSEUR AGRÉGÉ À LA FACULTÉ DE MÉDECINE,

RECUEILLIES ET RÉDIGÉES PAR M. ALPHÉE CONTESSE,
ÉLÈVE DU SERVICE.

PARIS

TYPOGRAPHIE DE HENRI PLON,

IMPRIMEUR DE L'EMPEREUR,

RUE GARANCIÈRE, 8.

1857

DE L'ÉTAT PUERPÉRAL.

M. Becquerel ayant essayé, dans ces leçons, de rattacher l'état puerpéral proprement dit, et les phénomènes morbides nombreux par lesquels il se traduit, à l'altération des liquides, préparée et produite pendant la grossesse, nous avons pensé qu'il ne serait peut-être pas sans intérêt de reproduire ces idées, qui sont au moins nouvelles, et qui s'appuient sur des faits bien constatés de chimie pathologique.

L'état puerpéral est un état spécial caractérisé principalement par des modifications des liquides de l'organisme, et en particulier du sang, modifications appréciables, c'est-à-dire qui peuvent être déterminées dans de certaines limites.

Cet état commence à l'instant de la conception, et se prolonge jusqu'au trentième jour environ après l'accouchement : il comprend par conséquent trois périodes différentes :

1° La grossesse, que l'on peut appeler en quelque sorte état puerpéral préparatoire ;

2° L'accouchement, état transitoire et de peu de durée, qui mériterait le nom d'état puerpéral imminent ;

3° Les trente jours environ qui suivent l'accouchement, ou état puerpéral proprement dit.

GROSSESSE.

L'existence d'un organisme nouveau enté sur l'organisme de la mère est une première circonstance capitale qui permet jusqu'à un certain point d'expliquer tous les autres phénomènes. Le développement de cet organisme nouveau constitue un acte vital qui se compose de deux actes élémentaires :

1° L'absorption, et par suite l'assimilation, par la femme d'une plus grande quantité de matériaux organiques;

2° La soustraction ou la désassimilation chez la femme d'un certain nombre de matériaux destinés au fœtus.

Ce double acte d'assimilation et de désassimilation produit quatre ordres de modifications physiologiques :

1° Un développement de l'utérus ;

2° Une série de modifications du sang ;

3° Des phénomènes congestifs ;

4° Des troubles sympathiques.

§ I. DÉVELOPPEMENT DE L'UTÉRUS.

Le fait physique du développement de l'utérus détermine, par suite d'une gêne mécanique, quatre espèces de troubles, c'est-à-dire des troubles dans les quatre appareils de la vie organique.

A. *Troubles digestifs :* dyspepsie, difficulté de garder les aliments, constipation. Nous ne voulons pas ici parler des troubles digestifs du début, et en particulier des vomissements, mais seulement de ceux qui sont produits par la cause physique.

B. *Troubles de la respiration :* dyspnée habituelle.

C. *Troubles dans les appareils de sécrétion :* ainsi trouble dans l'émission des urines.

D. *Troubles circulatoires :* ces troubles sont de deux ordres :

1° La pléthore ;

2° Une hydropisie mécanique.

1° *Pléthore.*

La pléthore n'est pas due à l'augmentation de proportion des globules du sang; la pléthore vraie, telle qu'elle a été définie par Galien, est le défaut de rapport entre la capacité des vaisseaux circulatoires et la quantité du liquide sanguin; c'est la trop grande proportion de la masse sanguine pour la capacité de ses vaisseaux : ainsi l'état pléthorique peut exister même avec un sang plus pauvre, et en effet, dans le cas actuel, l'analyse nous montre que chez les femmes enceintes, qui sont en même temps pléthoriques, il y a diminution des globules sanguins.

Cette pléthore, que l'on pourrait peut-être appeler physiologique lorsqu'elle n'est pas exagérée, passe fréquemment, chez la femme enceinte, à l'état pathologique.

Elle passe surtout à l'état pathologique, lorsque d'autres causes de pléthore viennent se joindre à cette gêne mécanique, qui consiste surtout dans l'obstacle apporté à la circulation artérielle des vaisseaux de l'abdomen : ces autres causes sont au nombre de trois principales :

1° L'existence naturelle d'un tempérament sanguin, c'est-à-dire la prédominance du système circulatoire ; un système circulatoire plus développé, plus ample.

2° L'excès de santé de certaines femmes pendant l'état de grossesse : cette santé florissante coïncide, en effet, avec un appétit insatiable qui augmente l'état pléthorique.

3° Le défaut d'exercice, qui est commun pendant l'état de grossesse.

La pléthore des femmes enceintes se manifeste par les signes ordinaires de cet état.

Céphalalgie habituelle : c'est un sentiment de pesanteur. Elle aboutit souvent à des troubles de la vue, vertiges, éblouissements, et à des bourdonnements d'oreilles. — Les femmes sont plus lourdes, plus pesantes. — Elles n'ont pas la lucidité d'esprit ordinaire ; elles sont portées au sommeil.

Le pouls est plein, plus développé, plus dur, plus résistant qu'à l'état normal ; mais il n'est pas plus fréquent. Pas d'augmentation de chaleur à la peau, mais des bouffées de chaleur à la face et à la poitrine. — Il y a de la dyspnée.

Le diagnostic est rendu très-simple par l'état du pouls et la coloration de la face.

La pléthore des femmes enceintes ne réclame pas, en général, d'autre traitement qu'une légère émission sanguine : c'est, en effet, dans cet état morbide que l'on trouve indiquées ces petites saignées que les femmes demandent presque toujours d'elles-mêmes.

La saignée est surtout nécessaire pour combattre la prédisposition à l'éclampsie que peut produire cet état pléthorique.

2° *Hydropisie mécanique.*

Le développement de l'utérus produit une hydropisie mécanique par son action directe, c'est-à-dire par la compression de la veine-cave et des veines iliaques primitives. C'est la variété d'hydropisie la plus fréquente, car elle arrive dans les trois cinquièmes des cas. Il n'est pas douteux que la cause mécanique ne soit aidée dans son action par la désalbuminisation du sang, c'est-à-dire par la faible densité de son sérum ; mais on regardera l'hydropisie comme mécanique, lorsque la diminution de l'albumine ne sera pas suffisante, à elle seule, pour produire l'infiltration des jambes.

Le caractère de cette hydropisie, c'est d'être bornée aux membres inférieurs : limitée ordinairement aux malléoles, elle monte rarement au-dessus du genou ; et lorsque exceptionnellement elle le dépasse, elle ne remonte pas jusqu'au bassin.

Comme traitement, la femme doit avoir les jambes étendues, lorsqu'elle ne marche pas. L'hydropisie disparaît d'ailleurs d'elle-même, huit à quinze jours après l'accouchement.

§ II. MODIFICATIONS DU SANG.

Ces modifications du sang sont relatives à la quantité et à la qualité de ce liquide.

A. *Quantité.* — La quantité du sang, contenu dans l'appareil circulatoire, augmente-t-elle, d'une manière absolue, dans un certain nombre de cas de grossesses, et cette augmentation est-elle la cause de la pléthore que nous venons de décrire ; ou bien cette augmentation n'est-elle pas réelle, n'est-elle que relative et due à la compression du système artériel abdominal, compression produite par le développement de l'utérus? C'est ce qu'il est assez difficile de déterminer. Il est probable que ces deux causes agissent simultanément, et que la pléthore des femmes enceintes est due à la double action que nous venons de mentionner. Nous n'avons pas besoin de la décrire ici de nouveau.

B. *Composition du sang.* — Les éléments du sang, que nous devons successivement examiner, sont les suivants :

1° L'eau ;
2° Les globules ;
3° L'albumine ;
4° La fibrine ;
5° Les matières grasses ;
6° Les sels alcalins.

1° *Eau.* — La proportion d'eau contenue dans le sang, est à peu près constamment augmentée : cet élément, au lieu d'être représenté par les chiffres 750 à 760, l'est par ceux de 800 à 820. On conçoit facilement, d'après cela, la moindre densité du sang, chez toutes les femmes enceintes.

2° *Globules.* — Les globules sont toujours diminués, dans l'état de grossesse, même chez les femmes les plus robustes, les plus fortement constituées, et qui se nourrissent le mieux. La première notion de ce fait est due à MM. Andral et Gavarret ; leurs analyses ont été non-seulement confirmées, mais surtout développées par celles de MM. Becquerel et Rodier, puis par celles de M. Hersent, et enfin par celles de MM. Devilliers et Regnault. On peut admettre en principe que la proportion des globules diminue progressivement, depuis le début jusqu'à la fin de la grossesse ; cette diminution est appréciable à partir du troisième mois, et elle est de plus en plus caractérisée : ainsi, en représentant par 127 le chiffre normal des globules chez la femme, on trouve qu'ils arrivent à celui de 100, à l'époque de l'accouchement ; à quatre mois et demi de la grossesse, il est déjà tombé à 110 : ainsi ce chiffre diminue de 10, depuis quatre mois et demi jusqu'à la fin de la grossesse. Remarquons que bien qu'il y ait diminution progressive, il y a cependant des oscillations assez nombreuses, et qu'on trouve des différences très-grandes chez les différentes femmes.

Dans ces limites, on peut presque considérer cette anémie comme physiologique. Il est toutefois des cas dans lesquels elle peut s'exagérer, et devenir anémie pathologique. On peut admettre cette dernière, toutes les fois que le chiffre des globules tombe au-dessous de 100.

1° Anémie.

Les causes suivantes peuvent rendre compte du développement de l'anémie vraie, dans la grossesse.

C'est d'abord l'exagération de la cause physiologique qui produit toujours un certain degré d'anémie chez la femme. Cette cause est, avons-nous dit, la modification survenue dans la nutrition intersti-tielle, modification qui consiste dans la désassimilation d'un certain nombre de matériaux destinés au fœtus ; or , cette désassimilation sera exagérée, s'il y a , par exemple, excès de nutrition du fœtus, c'est-à-dire une disproportion entre le volume de l'enfant et le corps de la mère. Cette cause rend bien compte de ce fait, à savoir qu'un certain nombre de femmes, en apparence chétives, pâles et faibles, accouchent d'un gros enfant. Si on examine avec soin ces femmes, avant l'accouchement, on est presque assuré de les trouver anémiques.

L'anémie peut encore passer à l'état pathologique , lorsque des causes, déjà capables à elles seules de produire une diminution des globules du sang , viennent s'ajouter à la cause physiologique : ce sont en particulier les suivantes :

1° Une alimentation insuffisante : elle tient tantôt à la misère , tantôt au dégoût pour les aliments, qu'il est si commun d'obser-ver dans la grossesse ; tantôt à des vomissements répétés, quelque-fois incoercibles : c'est en particulier ce qui arrivera, si ces vomis-sements ont lieu après le repas.

2° Une habitation malsaine, c'est-à-dire humide et mal aérée.

3° Des travaux exagérés.

L'anémie des femmes enceintes, une fois produite, devient à son tour la source d'un certain nombre de symptômes. Parmi ces symptômes, il y en a qui lui sont communs avec la pléthore, et d'autres qui lui sont spéciaux.

Les symptômes communs sont : la céphalalgie , les vertiges , les éblouissements, les bourdonnements d'oreilles ; puis la dyspnée.

Les symptômes spéciaux consistent dans des troubles de la nutri-tion, de la motilité et de la circulation.

1° *Troubles de nutrition* : Il y a un peu d'amaigrissement ; la face, qui présente quelquefois un masque d'une coloration spéciale, offre en même temps une altération des traits, qui est également caractéristique. Bien que pouvant exister sans anémie, cette altération a lieu surtout chez les femmes dont le sang présente une diminution des globules.

2° *Troubles de motilité* : On observe un sentiment de faiblesse générale, bien différent du sentiment de pesanteur et de lourdeur générales de la pléthore. Puis, comme signe négatif, mais qui n'en a pas moins de valeur pour le diagnostic, l'intelligence a conservé toute sa force, toute sa vigueur, toute sa netteté.

3° *Troubles de circulation* : On observe d'abord une décoloration, plus ou moins notable, de la peau et de l'origine des membranes muqueuses, au lieu de la rougeur et de la turgescence qui appartiennent à la pléthore.

Il y a toutefois des signes beaucoup plus caractéristiques : ce sont les bruits de souffle qu'on trouve dans le système circulatoire. Comme ces bruits de souffle sont subordonnés aux degrés de diminution, dans la proportion des globules du sang, nous établirons, sous ce rapport, trois degrés :

Premier degré. — Le chiffre des globules du sang est compris entre 120 et 100 : alors on entend un bruit de souffle très-doux, quelquefois ronflant, au premier temps, et à la base du cœur, se prolongeant dans l'aorte, et se prolongeant également, avec plus ou moins d'intensité, dans les carotides où il se traduit par un bruit intermittent.

Deuxième degré. — Le chiffre des globules est compris entre 100 et 80 : même bruit de souffle doux au cœur ; toujours au premier temps et à la base ; mais en plus, il se prolonge évidemment, avec le caractère d'intermittence, dans l'aorte et dans les carotides.

Troisième degré. — On observe rarement dans la grossesse le chiffre des globules au-dessous de 80 : c'est la limite qui a été posée par M. Andral. Dans ces cas exceptionnels, on entend un bruit de souffle continu, ou bruit de souffle veineux, surajouté aux deux premiers bruits. Ce bruit de souffle veineux est tantôt doux , tantôt intense ; mais il n'est jamais le bruit musical de la chlorose.

On ne doit pas attacher à cette division en degrés plus de valeur qu'elle n'en mérite : ce ne sont que des approximations utiles à retenir, pour graver ces faits dans l'esprit : on passe en effet insensiblement de l'un à l'autre , et c'est aussi par degrés insensibles qu'on arrive du souffle doux au souffle intermittent , et du souffle intermittent au souffle continu.

On a beaucoup discuté pour savoir si ces symptômes étaient des signes de chlorose ou des signes d'anémie : cette question n'est pas difficile à résoudre. Les phénomènes qui se développent dans la grossesse sont les symptômes d'une anémie , et nullement d'une chlorose. En effet, la chlorose est une névrose dont la cause immédiate est fort obscure, et qui se traduit par des symptômes nerveux tout spéciaux, et des bruits de souffle continus , différents de ceux de l'anémie. L'anémie, au contraire, telle que nous la concevons , est une expression synonyme de diminution de proportion des globules du sang ; or cette diminution peut être le résultat, la conséquence de bien des causes différentes , et auxquelles il est presque toujours assez facile de remonter ; enfin , l'anémie se traduit spécialement par la pâleur , la décoloration des tissus et la production des bruits de souffle que nous avons étudiés plus haut , et qui sont proportionnels au degré de diminution des globules. Or dans la grossesse, c'est bien une véritable anémie dont la cause est évidente et qui se traduit par ses symptômes habituels.

Le traitement est assez difficile à déterminer : il y a là, en effet, une cause, la grossesse qui tend sans cesse à reproduire la diminution des globules, à mesure qu'ils se produisent : voici cependant ce qu'on peut essayer.

1° Si la cause présumable de l'anémie est un accroissement proportionnellement considérable de l'enfant, il faut essayer de donner une nourriture abondante et substantielle qui permette à la mère de réparer les pertes que le développement anormal de l'enfant produit dans ses matériaux organiques ;

2° S'il existe de mauvaises conditions hygiéniques, il faut essayer de les faire disparaître et de leur en substituer de bonnes ; ainsi le changement d'air, le séjour à la campagne, etc., constituent des moyens puissants ;

3° Le fer et le quinquina nous ont toujours semblé peu utiles dans la grossesse : ce résultat s'explique facilement en raison de l'influence toujours persistante de la cause. De plus on pourrait craindre que ces agents ne provoquent le retour des règles, et n'amènent ainsi l'avortement.

3° *Albumine.* — L'albumine est un des éléments du sang, qui diminuent d'une manière à peu près constante dans la grossesse. Cette diminution est probablement, comme celle des globules, le résultat de la soustraction des matériaux organiques de la mère, opérée par le fœtus. La diminution de l'albumine paraît commencer avec la grossesse ; et elle continue d'une manière progressive pendant toute sa durée ; ainsi du chiffre normal 80, l'albumine tombe au chiffre 70, à quatre mois et demi ; et à l'instant de l'accouchement, ce chiffre est représenté par une moyenne de 65 ; quelquefois même le chiffre tombe à 62, et même 60. Ces moyennes ne sont pas rigoureuses, car il y a beaucoup de variations ; cependant on peut les considérer comme les chiffres que l'on observe le plus fréquemment.

Cette diminution de l'albumine, à laquelle on peut donner le nom de désalbuminisation, peut être considérée comme physiologique, tant qu'elle reste dans ces limites ; mais au delà, elle constitue un phénomène tout à fait pathologique. Ce passage de la diminution physiologique à la diminution pathologique s'opère, en général, sous l'influence des mêmes causes que nous avons vues produire l'anémie morbide. Quelquefois la cause en est complétement inconnue. — D'autres fois, cette désalbuminisation est due à ce que la femme qui en est atteinte fournit au fœtus une somme de matériaux organiques trop forte pour son organisation et sa constitution. — Dans d'autres cas, cette albumine ne se perd pas, mais elle n'est pas réparée en raison des vomissements, de l'inappétence ou des mauvaises digestions des malades. Dans d'autres cas, l'albumine se perd par les vomissements incessants et incoercibles, la diarrhée, etc. — La diminution de l'albumine peut encore être la conséquence de la misère, des privations, des travaux exagérés, des chagrins. — Des causes diverses peuvent enfin se combiner, et elles agiront alors avec plus d'énergie.

Lorsque l'albumine tombe au-dessous du chiffre 65 , cette diminution constitue un état morbide, et alors elle se traduit par la production d'une hydropisie; c'est la deuxième espèce d'hydropisie que nous rencontrons : *c'est l'hydropisie symptomatique d'une désalbuminisation du sang, par le fait même de la grossesse.*

2° *Hydropisie symptomatique d'une désalbuminisation du sang, produite par le fait même de la grossesse.*

Les caractères de cette espèce d'hydropisie sont au nombre de quatre principaux :

1° L'hydropisie symptomatique de cette modification du sang a de la tendance à se généraliser; ainsi, elle ne se produit pas seulement dans les membres inférieurs, mais elle tend à envahir tout le corps. Cette généralisation est précisément le phénomène qui la distingue de l'hydropisie mécanique. On doit toutefois observer que sa production est favorisée par la gêne mécanique de la circulation, dans les membres inférieurs, et qu'en conséquence, c'est dans ces parties que l'infiltration séreuse est de beaucoup la plus prononcée.

2° L'hydropisie de cette forme n'est jamais bien considérable.

3° L'hydropisie dont il s'agit s'accompagne, en général, d'un notable sentiment de faiblesse.

4° Enfin, cette infiltration séreuse est presque toujours combinée avec une anémie, qui se manifeste par la décoloration de la peau, avec teinte jaunâtre, et par tous les autres symptômes qui lui sont propres, et que nous avons étudiés.

Le pronostic de cette variété d'hydropisie est peu défavorable; en effet, elle ne prédispose pas plus à l'éclampsie que l'hydropisie mécanique elle-même. On doit noter cependant, que le sentiment de faiblesse dont elle s'accompagne, persiste presque toujours quelque temps après l'accouchement; or, cette persistance de la faiblesse empêche les nouvelles accouchées, qui présentent cette hydropisie, de se rétablir aussi rapidement que d'autres qui n'en ont pas été atteintes. On explique facilement, du reste, cette len-

teur du rétablissement, chez les femmes qui ont eu une désalbuminisation morbide du sérum du sang, par ce fait que l'albumine est
un principe immédiat, qui se refait plus difficilement et plus lente-
ment que les autres éléments du sang, et en particulier que les
globules, qui se refont quelquefois très-vite.

Pour combattre cette diminution de l'albumine, les meilleurs
moyens sont, en général, peu efficaces lorsqu'on les emploie avant
l'accouchement, parce que leurs effets sont sans cesse neutralisés
par la cause même que l'on ne peut faire disparaître. Après l'accouchement, il faut insister sur les soins hygiéniques, et donner les
préparations propres à refaire l'albumine, telles que le vin, le sirop
de quinquina, le sirop de gentiane, etc.

4° *Fibrine.* — La proportion de fibrine contenue dans le sang
des femmes enceintes, reste rarement à l'état normal; elle est presque toujours augmentée. Cette augmentation, qui commence
probablement à l'instant de la conception, continue d'une
manière incessante, jusqu'au terme de la grossesse. Ainsi, de 2,5,
qui est le chiffre normal chez la femme comme chez l'homme, elle
monte insensiblement et arrive, au moment de l'accouchement,
aux chiffres 3, 3,5, 4,0 et même 4,5. Le chiffre moyen est 4,0.

Il est assez difficile de se rendre compte de cette augmentation.
Elle est probablement le résultat d'un travail spécial que détermine
la présence du fœtus; travail que l'on peut en quelque sorte assi-
miler à un travail phlegmasique. Le fœtus, en effet, greffé sur l'organisme maternel, peut être considéré comme y déterminant un
travail tout spécial assez analogue à celui que produit la greffe vé-
gétale sur le sujet sur lequel on l'a implantée.

Cette augmentation de fibrine ne se traduit, pendant la grossesse,
par aucun phénomène particulier; elle exerce seulement une influence qui se fait sentir après l'accouchement; ce que nous déve-
lopperons plus loin.

5° *Matières grasses.* — La proportion de matières grasses est
presque toujours augmentée dans la grossesse. Cette augmentation
est d'un tiers environ. Ainsi, de leur chiffre normal 2, elles montent à 2,5, 3,0 et jusqu'à 3,5 : en moyenne, 3.

6° *Sels alcalins.* — Ils sont également augmentés d'un tiers environ dans leur quantité. Ainsi, du chiffre normal 5, ils montent, en moyenne, au chiffre 7,5.

Ainsi, en résumant ces altérations du sang, nous voyons qu'il y a:

1° Diminution des globules et de l'albumine ;

2° Augmentation de l'eau, de la fibrine, des matières grasses et des sels alcalins.

Remarquons que, pour bien apprécier ces modifications, il faut toujours les rapporter à l'état normal de la femme, que l'on considère, avant la grossesse. Cela est assez difficile ; car pour avoir des résultats positifs, il faudrait avoir analysé le sang de la femme, avant qu'elle fût devenue enceinte. Or, en raison de l'impossibilité d'avoir ce chiffre, dans la très-grande majorité des cas, il faut s'en rapporter aux moyennes ordinaires.

§ III. Phénomènes congestifs.

La grossesse a pour effet, dans un certain nombre de cas, de déterminer, comme résultat consécutif, des phénomènes de congestion vers quelques organes. Les congestions qui sont le plus communément observées, sont la congestion du col de l'utérus et la congestion des reins, et, plus rarement, la congestion du foie et des poumons.

1° *Congestion du col utérin.*

Cette congestion constitue un des phénomènes les plus constants et les plus caractéristiques de la grossesse. Elle a surtout été bien étudiée par James-Henri Bennett, qui a bien fait connaître son mode de développement et son influence sur les phénomènes de l'accouchement. Nous nous bornons à la mentionner, sans l'étudier ici d'une manière spéciale.

2° *Congestion des reins.*

La congestion des reins, qui survient dans un certain nombre de cas de grossesse, est toujours un phénomène pathologique, un accident plus ou moins sérieux. Cette congestion des reins, qui

se produit ainsi chez la femme enceinte, détermine dans ces organes deux espèces d'altérations différentes.

La première est un effet concomitant de la congestion : elle est
son résultat immédiat ; c'est la desquamation épithéliale des *tubuli* des reins. Cette desquamation est la conséquence de l'infiltration granuleuse des cellules de ces tubuli ; infiltration qui les gon-
fle, les tuméfie et finit par les faire éclater. Cette altération élémen-
taire, coïncidant avec la congestion, constitue ce qu'on appelle la
maladie de Bright aiguë.

Le deuxième résultat de la congestion sanguine est une altération consécutive ou postérieure. Elle est déterminée par la répéti-
tion fréquente de la desquamation épithéliale ; elle constitue alors
la *maladie de Bright chronique*, qui est caractérisée par l'infiltration albumino-graisseuse du tissu intertubulaire, l'oblitération et
la disparition des canalicules sécréteurs, et finalement la transformation de la matière albuminoïde en tissu fibroïde.

La congestion des reins (maladie de Bright aiguë) est beaucoup
plus fréquente que l'infiltration albumino-graisseuse (maladie de
Bright chronique) ; et même pour cette dernière, on est toujours en
droit de se demander si elle n'est pas antérieure à la conception.

Voici donc deux altérations qui se développent comme complications chez les femmes enceintes , et qui se traduisent par un
phénomène commun : *la présence d'une certaine quantité d'albumine dans les urines.*

Il est une conclusion que l'on peut également tirer des deux
séries de faits dont nous venons de parler, et qui est la suivante :

Toutes les fois qu'il existe de l'albumine dans l'urine d'une
femme enceinte , et que cette albumine n'est due ni à la présence
du sang, ni à la présence du pus, elle est toujours le résultat de
l'existence d'une des deux lésions rénales sus-mentionnées, et plus
spécialement d'une congestion sanguine de ces organes. Nous di-
sons qu'elle ne peut être due à une autre cause , parce que toutes
les fois que des femmes ont succombé pendant leur grossesse à une
maladie quelconque (éclampsie ou autre), et qu'elles ont eu en
même temps de l'albumine dans les urines , on a toujours trouvé
soit une congestion sanguine des reins, avec desquamation épithé-

liale, soit la décoloration avec teinte jaunâtre (desquamation épithéliale survivant à la congestion) , soit une infiltration albumino-graisseuse. M. Becquerel possède trois cas de ce genre ; M. Robin en a également observé plusieurs. C'est donc une pure hypothèse de croire que la présence de l'albumine dans les urines, chez les femmes enceintes, peut avoir lieu, les reins restant dans une intégrité parfaite, ou bien d'admettre qu'elle est le résultat d'une altération préalable du sang. Aucun fait ne peut être cité en faveur de ces deux hypothèses.

Ceci posé , examinons les conséquences de ces deux états morbides survenant comme complication chez les femmes enceintes.

Congestion sanguine des reins (desquamation épithéliale.) — D'abord quelle est la fréquence de cette complication ? Si on lui attribue tous les cas d'albuminurie observés chez les femmes enceintes , on arrive à la trouver à peu près dans la proportion d'un cinquième à un septième des cas ; ainsi, d'après M. Blot , 41 fois sur 205 cas ; d'après M. Becquerel, dans le septième des cas.

L'existence de cette albumine dans les urines peut coïncider avec les divers états suivants :

1° S'il y en a une petite quantité, elle peut passer inaperçue, et ne se traduire par aucun phénomène morbide , tout en prédisposant néanmoins les femmes à l'éclampsie.

2° S'il y a une proportion plus considérable d'albumine, la déperdition de ce principe fait passer la désalbuminisation du sang de l'état physiologique à l'état pathologique ; et la conséquence est une production plus facile de l'hydropisie mécanique des membres inférieurs, hydropisie qui acquiert des proportions plus étendues que celles qu'elle aurait conservées sans cela. — Même prédisposition à l'éclampsie.

3° Enfin, lorsque la quantité d'albumine est plus considérable encore, la désalbuminisation du sérum devient plus forte , et c'est une hydropisie générale qui se produit. La prédisposition à l'éclampsie est alors plus grande que dans les cas précédents.

On peut admettre que dans ces divers états l'albuminurie est due à une lésion passagère des reins (congestion sanguine) , et non à une maladie de Bright chronique, en se fondant sur les caractères suivants :

1° L'hydropisie n'est jamais aussi considérable que dans la maladie de Bright chronique.

2° Elle ne s'accompagne pas de la teinte jaunâtre de la peau, propre à cette dernière affection.

3° L'hydropisie présente souvent des variations journalières assez grandes.

4° Les urines, sauf la présence de l'albumine, sont en général à l'état normal sous le rapport de leur quantité, de leur densité et de leur composition : c'est un principe immédiat nouveau qui s'y est seulement surajouté.

5° La quantité d'albumine présente souvent des variations quotidiennes, qu'on ne retrouve pas dans la maladie de Bright chronique.

6° Fréquemment, au début de la congestion des reins, on trouve dans les urines, soit du sang en nature, soit quelques-uns de ses éléments, tels que globules, etc.

7° Quelquefois, à la même époque, on rencontre les débris des cellules des reins, soit isolément, soit réunis sous forme de cylindres dans la gaîne épithéliale des tubuli.

La congestion rénale des femmes enceintes peut disparaître avant le terme de la grossesse, soit spontanément, soit sous l'influence d'une médication appropriée. Mais une fois cette congestion ainsi disparue, les femmes restent singulièrement prédisposées à être reprises de la même affection.

D'autres fois, la congestion rénale persiste, et néanmoins la grossesse peut arriver sans accident à son terme ; il est rare alors qu'après l'accouchement la lésion des reins ne disparaisse pas spontanément ; dans quelques cas exceptionnels seulement, elle conduit à l'infiltration albumino-graisseuse de ces organes.

Enfin, une femme enceinte, atteinte de congestion rénale, est par cela même, ainsi que nous l'avons dit, prédisposée à l'éclampsie, sans toutefois que cet accident en soit la conséquence nécessaire.

Il serait d'un grand intérêt de pouvoir faire disparaître l'albu-

2

mine, dès qu'on la trouve chez une femme enceinte : on détruirait ainsi cette fâcheuse prédisposition à l'éclampsie que produit la congestion rénale ; mais la chose est loin d'être toujours facile.

D'abord on n'est pas maître de faire disparaître aussi vite que l'on veut cette altération ; ensuite ce qu'on ne peut toujours faire à son gré, en dehors de la grossesse, s'effectue encore avec beaucoup plus de difficulté et de lenteur dans ce dernier cas, par suite de la persistance de la cause, et de l'impossibilité où l'on est de faire usage de la plupart des moyens qu'on eût employés dans l'état de vacuité de l'utérus, et notamment des purgatifs et des bains de vapeur.

Voici cependant ce qu'on pourrait tenter :

1° Employer quelques laxatifs doux, tels que la rhubarbe, la magnésie, qu'on répéterait de temps en temps ;

2° Ventouses sèches sur les deux régions lombaires ;

3° Frictions stimulantes sur la peau, et spécialement sur la peau des membres inférieurs ;

4° Quelques bains d'infusion aromatique ;

5° Enfin soutenir l'état général par les préparations toniques, telles que le vin de quinquina.

Maladie de Bright chronique. — La maladie de Bright chronique est une des complications que l'on rencontre chez les femmes enceintes. Son existence est tout exceptionnelle, il est vrai, et cependant elle nous offre un assez grand intérêt, parce que l'infiltration albumino-graisseuse peut être le résultat de la congestion rénale sanguine qui, elle, survient si souvent dans les cas de grossesse. Son histoire ne nous arrêtera pas longtemps ; nous nous bornerons ici à consigner quelques faits qu'il est important de ne pas oublier.

La maladie de Bright chronique peut survenir dans les circonstances suivantes : elle peut d'abord précéder la conception ; elle peut se produire d'emblée pendant la grossesse ; enfin, elle peut être, ainsi que nous venons de le dire, l'aboutissant d'une congestion rénale, produite elle-même par la grossesse, et passant à l'état chronique. Dans ce dernier cas, cette transformation de la congestion en infiltration albumino-graisseuse a lieu tantôt avant l'accouchement, tantôt, et non moins souvent, après l'accouchement.

La maladie de Bright chronique chez les femmes enceintes se traduit par ses symptômes habituels, symptômes sur lesquels il est inutile d'insister ici. Nous noterons seulement le caractère des urines, qui sont pâles, limpides, peu denses, et contenant une quantité d'albumine toujours assez considérable et offrant peu de variations. C'est dans la maladie de Bright chronique que, chez les femmes enceintes, la désalbuminisation du sérum du sang atteint son maximum.

De même que la simple congestion rénale, et peut-être d'une manière un peu plus certaine, l'infiltration albumino-graisseuse prédispose à l'éclampsie. Cette prédisposition n'étant pas infaillible, on voit quelquefois des femmes atteintes de maladie de Bright chronique accoucher sans accident sérieux, et l'altération des reins suivre ensuite sa marche habituelle.

ÉCLAMPSIE.

Nous avons déjà parlé de l'éclampsie. Cet accident redoutable peut non-seulement se manifester à l'instant de l'accouchement, mais encore pendant la grossesse. Il eût été plus simple de l'étudier à l'instant où le premier de ces phénomènes s'accomplit; mais, tout en constatant ce fait, l'ordre logique des idées nous oblige d'en parler ici.

Pour bien saisir la pathogénie de l'éclampsie, il nous semble rationnel d'adopter l'ordre suivant :

1° Etudier le phénomène en lui-même, la maladie appelée éclampsie; en d'autres termes :

La définir ;

Rechercher les causes qui favorisent le plus habituellement sa manifestation ;

Constater ses symptômes.

2° Dans une deuxième section, nous étudierons la pathogénie ;

3° Enfin, nous exposerons le traitement.

§ Ier. NOSOLOGIE.

Définition. — L'éclampsie est une névrose complexe, portant sur l'intelligence, la sensibilité et le mouvement, se manifestant sous forme d'accès convulsifs, et affectant la plupart des muscles de la vie de relation et quelques-uns de ceux de la vie de nutrition.

Causes. — Nous ne rechercherons point ici quelle peut être la cause immédiate, c'est-à-dire la nature de l'éclampsie ; nous nous bornerons à mentionner les circonstances qui paraissent avoir quelque influence sur sa production, en un mot, les seules causes qui fussent étudiées par les auteurs avant que les notions de chimie eussent été appliquées à l'étude de cette maladie.

Les causes de l'éclampsie ont été divisées en prédisposantes et occasionnelles.

Les principales causes prédisposantes qui aient été notées sont :

1° L'hérédité ;

2° Un tempérament nerveux, soit congénial, soit accidentellement développé par le fait même de la grossesse ;

3° L'existence antérieure d'affections convulsives, hystérie, épilepsie, chorée, etc. ;

4° L'existence d'attaques d'éclampsie dans les grossesses antérieures ; ainsi M. Becquerel a donné des soins, pour une éclampsie, à une femme qui avait eu déjà des attaques de cette affection dans trois grossesses antérieures ;

5° D'après MM. Velpeau et Moreau, un état pléthorique habituel ou consécutif à la grossesse ;

6° L'existence d'une anémie ;

7° La primiparité. La primiparité paraît jouer un rôle assez important dans la production de l'éclampsie ; ainsi en réunissant les statistiques faites par Merriman, par M. Velpeau, et à l'hôpital des Cliniques, nous trouvons 69 primipares dans 91 cas d'éclampsie, c'est-à-dire près de 76 pour 100 ;

8° Les cinq derniers mois de la grossesse : l'éclampsie, extrêmement rare pendant la première moitié de la grossesse, ne se montre guère qu'à partir du cinquième mois ; et encore la proportion en est très-faible d'abord, elle va progressivement en augmentant pendant les septième, huitième et neuvième mois;

9° La distension excessive de l'utérus dépendant soit d'une grossesse multiple, soit de la grande quantité du liquide amniotique.

Pour les causes occasionnelles, parfois une émotion vive ou un refroidissement a paru expliquer l'arrivée de l'éclampsie; mais le plus souvent on ne trouve aucune cause occasionnelle appréciable.

Symptômes. — L'étude des causes nous conduit naturellement à l'étude des phénomènes par lesquels se révèle l'éclampsie. Voyons successivement le mode de début, puis les phénomènes de la maladie confirmée.

Le début est le plus ordinairement marqué par des phénomènes d'invasion, ou phénomènes précurseurs : ce sont des troubles dans la sensibilité, l'intelligence, la circulation et la digestion.

1° Les troubles de la sensibilité sont constitués principalement par la céphalalgie; elle est vive, poignante et accompagnée de vertiges, d'éblouissements et de tintements d'oreilles. Quelquefois c'est un trouble profond de la vision ou de l'audition. C'est ainsi que dans un cas M. Becquerel a vu survenir l'amaurose à l'approche de l'éclampsie. D'autres fois, le trouble de la vue n'affecte que l'un des deux yeux.

2° Les troubles de l'intelligence peuvent se résumer par le mot d'hébétude. La femme est en effet un peu au-dessous de son état normal; elle semble ne pas comprendre d'abord ce qu'on lui dit, ou bien elle fait tout à coup une singulière question. L'intelligence n'a pas sa lucidité; elle est paresseuse pour rassembler les idées; les yeux hagards semblent par leur incertitude être l'image des troubles de la pensée.

3° Le pouls est plus développé, plus dur, plus fréquent et plus fort. Il y a un peu d'augmentation de chaleur de la peau.

4° Enfin, des nausées et même des vomissements accompagnent fréquemment la céphalalgie.

Ces prodromes ont une durée qui varie de quelques instants à deux ou trois jours. Leur existence, qui est presque constante, est d'une importance extrême pour le traitement; car elle permet au praticien attentif d'employer des moyens souvent efficaces pour conjurer un mal qui, une fois déclaré, peut résister au traitement le plus énergique.

Phénomènes de la maladie confirmée. — Une attaque d'éclampsie ne se compose parfois que d'un seul accès ; mais le plus souvent ils sont multiples : ainsi nous devons étudier :

1° L'accès :

2° Les intervalles qui les séparent.

Accès. — L'accès est essentiellement caractérisé par des mouvements convulsifs. Ils sont parfois d'une telle intensité que toute la force d'un homme ne saurait les maîtriser, et que dans quelques cas même ils ont pu occasionner des fractures.

Ils se présentent sous deux formes différentes : ce sont des convulsions cloniques ou des convulsions toniques : cloniques, lorsqu'elles sont constituées par des secousses répétées, c'est-à-dire par les deux faits alternatifs de contraction et de relâchement des muscles : c'est la forme de beaucoup la plus fréquente ; elles sont toniques, lorsqu'une contraction permanente des muscles en forme le caractère.

Voici la série des phénomènes qui frappent le plus vivement l'observateur placé en face de cette affreuse maladie.

L'intelligence se perd tout à coup ; la malade tombe ; le corps est un instant immobile ; puis les traits s'altèrent profondément ; la figure grimace d'une façon horrible ; les lèvres convulsées semblent exprimer des souffrances étranges ; puis elles sont entraînées d'un côté de la face ; la bouche s'entr'ouvre, la langue s'échappe entre les arcades dentaires ; souvent une contraction subite rapproche les dents, et les enfonce profondément dans la langue ; souvent une salive écumeuse et quelquefois sanglante recouvre les lèvres ; le globe de l'œil roule d'abord de tous côtés dans son orbite, puis convulsivement ; la pupille immobile se fixe du même côté que la commissure des lèvres, pour ne laisser voir que le blanc de l'œil qui forme le trait le plus frappant de cet effrayant tableau.

Les muscles du cou, d'abord agités de mouvements désordonnés, finissent par fléchir la tête vers l'une ou l'autre épaule. Tout le corps est convulsé ; puis il devient roide, sous l'influence de la contraction de ses muscles extenseurs et surtout de la masse des sacro-lombaires. Tous les membres sont convulsivement étendus ; le pouce est d'ordinaire fléchi dans la paume de la main, et les autres doigts le recouvrent.

La respiration est plus ou moins entravée par la contraction du diaphragme et des muscles thoraciques qui servent à cette fonction. La circulation subit l'influence des troubles de la respiration ; le pouls est plus fort, plus fréquent, et souvent irrégulier ; le sang, qui ne subit plus qu'une hématose incomplète, reste plus ou moins noir, et donne aux parties où abondent les capillaires, et surtout à la face et aux mains, une coloration violette, et même parfois une coloration noire.

Mais un phénomène plus intéressant peut-être, c'est l'influence de l'éclampsie sur les contractions de l'utérus : lorsque les accès convulsifs se déclarent pendant la grossesse, ils ont le plus souvent pour effet de provoquer les contractions utérines ; et si l'éclampsie survient pendant le travail, elle a d'ordinaire pour résultat de rendre ces contractions très-intenses, presque incessantes, et par conséquent de déterminer l'expulsion du fœtus avec la plus grande rapidité. Tous ces mouvements convulsifs affectent en général l'ensemble des muscles ; mais on peut observer dans certains cas des convulsions partielles ; et alors les mouvements sont bornés soit à une moitié du corps, soit à un seul membre, soit même à une seule partie d'un membre ; on a également vu les globes oculaires être seuls affectés de mouvements convulsifs.

Au milieu de cette perturbation profonde de la motilité, l'intelligence ne se manifeste par aucun signe. La sensibilité générale et la sensibilité spéciale, c'est-à-dire la vue et l'audition, paraissent également suspendues ; cependant nous devons noter que pendant les contractions de l'utérus la femme témoigne encore par son air et ses gémissements des souffrances qu'elle éprouve. La durée de l'accès est, en moyenne, de trois à quatre minutes.

Intervalle des accès. — En général, ainsi que nous l'avons dit, l'attaque d'éclampsie se compose de la réunion de plusieurs accès. Leurs intervalles sont caractérisés par l'absence des troubles du mouvement. L'intelligence et la sensibilité, qui restent parfois suspendues, sont ordinairement recouvrées, mais incomplétement ; ainsi, la malade semble avoir perdu la mémoire ; elle garde un air singulier ; elle demeure étrangère aux personnes et aux choses qui l'environnent, ou bien elle reste dans l'assoupissement. Le pouls garde sa fréquence.

Terminaison. — La terminaison peut se faire par la mort ou par la guérison.

La mort arrive de plusieurs façons. Tantôt c'est au milieu de convulsions violentes perturbant jusqu'à des limites extrêmes les fonctions respiratoires ; c'est alors la mort par asphyxie ; tantôt c'est dans un coma profond, c'est-à-dire au milieu de la suspension complète de l'intelligence, de la sensibilité et des mouvements volontaires. Ici encore la mort paraît être le plus souvent le résultat de l'asphyxie.

Enfin, dans quelques cas, la mort paraît avoir été le résultat d'une syncope.

La terminaison par asphyxie nous explique la congestion de tout le système veineux que l'on trouve ordinairement après la mort : système veineux cérébral, spinal, thoracique et abdominal. Dans quelques cas, on rencontre de la sérosité dans les ventricules cérébraux, et dans le poumon la congestion va quelquefois jusqu'à l'apoplexie.

Lorsque la guérison doit avoir lieu, on voit les accès s'éloigner et perdre de leur durée et de leur intensité ; leurs intervalles se rapprochent de plus en plus de l'état normal, et enfin la femme rentre à la vie comme si elle sortait d'un long et pénible sommeil. La guérison toutefois n'est pas toujours entière : on voit dans certains cas subsister une paralysie plus ou moins complète, ou bien une espèce d'aliénation que l'on a appelée *folie puerpérale.*

FORMES DE L'ÉCLAMPSIE.

On aurait tort de croire que tous les phénomènes que nous venons de réunir en un tableau se montrent d'une manière constante et avec une intensité toujours la même ; les symptômes, en se

groupant diversement, donnent à la maladie des physionomies différentes, c'est-à-dire constituent des formes variées. Nous suivrons
pour ces formes Friericht, dont les idées nous paraissent impor-
tantes pour le diagnostic.

Friericht admet quatre formes de la maladie :

1° *Forme convulsive simple.* — On l'observe assez rarement.
Elle est caractérisée par de simples mouvements convulsifs; l'intelligence et la sensibilité restent intactes.

Ces mouvements convulsifs sont variables sous un triple rapport; sous le rapport de la généralisation : ainsi ils se montrent sur
tous les muscles, ou sur quelques-uns seulement; sous le rapport
de l'intensité : tantôt ce sont des secousses très-violentes, tantôt
elles sont très-petites, à peine sensibles; enfin, ils varient par le
mode d'enchaînement : tantôt ils se montrent sous forme d'accès,
tantôt sous forme de convulsions presque continues.

2° *Forme comateuse simple :* elle est plus fréquente que la première. Ici la motilité n'est pas altérée ; mais on voit parallèlement
s'engourdir, diminuer peu à peu, pour finir par une perte complète, les deux autres fonctions de la vie de relation ; d'une part,
l'intelligence ; de l'autre, la sensibilité soit générale, soit spéciale,
c'est-à-dire la vue et l'audition. En même temps, la respiration est
gênée, stertoreuse, c'est-à-dire haute et bruyante; elle fait enten-
dre un râle trachéal à l'approche de la terminaison funeste.

3° *Forme comato-convulsive*, ou combinaison des deux premières formes : c'est la plus fréquente. Les phénomènes précurseurs
sont suivis de l'engourdissement de l'intelligence et de la sensibilité ; et en même temps que cet engourdissement a lieu, des mouvements convulsifs se manifestent par accès. En général, l'intelligence et la sensibilité sont plus complétement suspendues pendant
les mouvements convulsifs que dans leurs intervalles.

4° *Forme typhoïde.* Nous signalons cette forme, tout en déplo-
rant qu'on lui conserve le nom d'éclampsie. On y retrouve tous
les symptômes qui caractérisent la forme adynamique de la fièvre
typhoïde : il y a de la fièvre manifestée par un pouls plein, dur et
fréquent, par une peau chaude, par une langue desséchée; il y a

un aspect violacé de la face ; en même temps l'intelligence s'engourdit, sans que la sensibilité et la motilité soient sensiblement altérées ; avec l'engourdissement de l'intelligence existe , mais non constamment, un subdélirium.

Friericht nous a donné là une forme vraie. Il est même allé plus loin : par un rapprochement qui n'est peut-être fondé que sur des idées théoriques , il a admis que la réaction typhoïde du choléra n'était autre chose que cette quatrième forme d'éclampsie. On voit en effet, après la période algide, dans un certain nombre de cas de choléra, se manifester une réaction typhoïde ; et alors la peau se réchauffer et le pouls devenir fort, tandis que l'intelligence s'engourdit et que la face reste violacée. Mais cette généralisation de l'auteur allemand n'est point démontrée , et l'on ne saurait encore se prononcer là-dessus.

Parmi ces quatre formes , celle qui se montre le plus ordinairement est la forme comato-convulsive ; puis vient, mais sur un plan bien inférieur, la forme convulsive ; pour les deux autres formes, elles sont très-rares.

Pronostic. — L'éclampsie est un des plus graves accidents qui puissent survenir chez les femmes enceintes ou en couches ; il est grave et au point de vue de la mère et au point de vue de l'enfant.

1° Pour la mère, la proportion des morts est de près de moitié ; en effet :

Sur 26 cas observés à la Clinique, il y a eu 12 décès ;

Sur 42 femmes éclamptiques, Mauriceau en a perdu 19 ,

Sur 21, M. Velpeau en a perdu 8.

D'où nous trouvons une moyenne de près de 44 morts 0/0.

2° Pour l'enfant, la proportion des morts est encore plus effrayante ; ainsi :

Sur 16 cas d'éclampsie observés par M. Jacquemier , il y a eu 10 enfants morts ;

Sur 51 cas cités par Mettman , il y a eu 34 morts ; en moyenne , un peu plus de 65 morts 0/0.

Diagnostic. — Le diagnostic n'est pas en général difficile. Le doute ne pourrait guère porter que sur l'hystérie, l'épilepsie ou la càtalepsíe. Mais d'abord deux circonstances viennent donner de grandes probabilités pour l'éclampsie :

1° Le fait de la grossesse ou de l'accouchement ;

2° La présence de l'albumine dans les urines, fait constant dans l'éclampsie, et sur lequel nous reviendrons dans l'étude de la pathogénie, mais que nous ne pouvons nous empêcher de constater ici pour le diagnostic.

Cependant un accès d'une de ces trois maladies peut se montrer comme simple coïncidence chez une femme enceinte et présentant de l'albumine dans les urines ; mais alors on trouvera des lumières dans les caractères des phénomènes nerveux eux-mêmes : ainsi, dans l'hystérie et l'épilepsie, l'intelligence revient après l'accès ; dans l'éclampsie, l'intelligence reste anéantie ou ne revient qu'incomplétement.

La morsure de la langue et l'écume à la bouche, qui se montrent parfois dans l'éclampsie, sont les deux phénomènes qui pourraient le plus facilement induire en erreur en faisant croire à une attaque d'épilepsie ; mais dans l'éclampsie il n'y a pas cette coloration livide et hideuse que présente la face de l'épileptique.

Du reste, s'il a pu rester quelque doute pendant l'accès, la marche rendra bientôt le diagnostic certain. Dans les trois névroses que nous comparons avec l'éclampsie, les accès se répètent rarement dans un même jour ; tandis qu'il est de règle de voir plusieurs accès d'éclampsie non-seulement dans une même journée, mais même dans l'intervalle d'une seule heure.

§ II. PATHOGÉNIE DE L'ÉCLAMPSIE.

Pour se rendre compte de la pathogénie de l'éclampsie, il faut s'appuyer sur des faits positifs, et sur des hypothèses basées elles-mêmes sur des faits qui sont loin d'avoir la même certitude que les premiers.

Faits positifs. — *Toute femme atteinte d'éclampsie, à l'instant de l'accouchement ou pendant la grossesse, présente de l'albumine dans les urines.*

C'est un fait acquis maintenant incontestablement à la science :

M. Dubois et M. Depaul, qui ont observé un grand nombre d'é-
clampsies, n'ont pas trouvé d'exceptions. M. Becquerel lui-même,
dans un certain nombre de cas qu'il a étudiés avec soin , n'a pas
constaté non plus un seul fait contraire à cette loi.

Cette albumine peut être le seul phénomène morbide. Elle peut
dépendre d'une simple congestion rénale , ou d'une maladie de
Bright véritable. Enfin, elle peut s'accompagner ou non dans l'un
et l'autre cas d'une désalbuminisation plus ou moins prononcée du
sérum du sang, et d'une hydropisie plus ou moins étendue.

Ajoutons pour terminer que l'on peut regarder comme vraie la
proposition suivante : *Toute femme enceinte ou en travail d'accouchement atteinte d'éclampsie est nécessairement albuminurique ,
tandis que toute femme enceinte ou en travail d'accouchement et
en même temps albuminurique n'est pas nécessairement atteinte
d'éclampsie : elle y est seulement prédisposée.*

Voici pour les faits positifs ; en voici maintenant qui sont plus
ou moins hypothétiques, et qu'on a été obligé d'invoquer pour expliquer la liaison de l'albuminurie avec l'éclampsie ; cinq opinions
existent pour se rendre compte de cette filiation :

1° L'albuminurie est une simple coïncidence, constante il est vrai,
mais dont on ne peut expliquer le mécanisme : telle est l'opinion
que professent en particulier M. Dubois et M. Depaul : ils admet-
tent le fait, mais ils reculent devant toute explication.

2° L'éclampsie est due à une congestion cérébrale, qui est elle-
même le résultat d'une altération spéciale du sang, inconnue dans
sa nature, mais produite par l'albuminurie.

Nous sommes loin de nier l'influence de cette congestion cérébrale, car elle joue un grand rôle ; mais est-elle cause ou effet ?
Puis, pourquoi cette supposition d'une altération spéciale et inconnue du sang, tandis qu'il en est une bien connue et bien déterminée qui est produite d'une manière à peu près constante par
l'albuminurie ?

3° Les éclampsies dans cette troisième hypothèse s'expliqueraient
de la manière suivante : L'albumine qui sort par les urines appau-
vrit le sang, le désalbuminise, et produit des hydropisies ; parmi
ces hydropisies, il en est une possible, c'est l'épanchement ventri-

culaire, et c'est lorsqu'elle se produit qu'apparaissent les accidents cérébraux qui constituent l'éclampsie.

Cette explication serait rationnelle si elle était vraie; mais elle n'est vraie qu'en tant que fait exceptionnel. Oui, quelquefois les choses se passent ainsi, mais très-souvent aussi on ne trouve aucune trace d'épanchement ventriculaire aigu chez les femmes qui succombent dans une attaque d'éclampsie.

4° Les accidents de l'éclampsie sont dus à l'empoisonnement du sang par l'urée.

Il est incontestable que toutes les fois qu'il existe une altération des reins susceptible de déterminer le passage de l'albumine dans les urines, il se produit un phénomène concomitant : *la concentration de l'urée dans le sang ;* or c'est cette concentration de l'urée qui produit des effets toxiques, lorsqu'elle a lieu à un certain degré.

Cette explication, émise pour la première fois par Wilson, a subi bien des vicissitudes, et maintenant encore les esprits sont loin d'être fixés à cet égard.

D'abord, l'urée se concentre-t-elle dans le sang dans les cas d'albuminurie ? La concentration de l'urée, démontrée par MM. Prevost et Dumas dans le cas d'extirpation des reins, a été signalée dans le cas d'albuminurie par MM. Bostock, Christison, Guibourt et bien d'autres. Ce fait, nié d'abord par MM. Andral, Becquerel, Quévenne, Pelouze, qui ne l'avaient pas retrouvé, a de nouveau été constaté, et les moyens d'extraction indiqués par M. Hervier, et d'autres chimistes, l'ont mis aujourd'hui hors de doute. Il y a donc incontestablement augmentation d'urée dans le sang des albuminuriques.

Maintenant, cette augmentation d'urée, cette concentration peut-elle empoisonner ? C'est là la question à laquelle un travail récent de M. Gallois permet de répondre. Voici le résultat de ses expériences très-intéressantes.

— L'urée, introduite dans l'estomac ou injectée dans le sang d'animaux, passe en grande partie dans les urines, après avoir traversé le sang, bien entendu.

L'urée, introduite en trop grande quantité chez ces mêmes animaux, ne repasse plus en totalité dans les urines : il n'en passe qu'une certaine partie ; la plus forte proportion reste dans le sang et produit des accidents d'empoisonnement. Ces accidents d'empoisonnement chez les animaux (lapins) se traduisent par les symptômes suivants : *accélération de la respiration, affaiblissement des membres, tremblements avec soubresauts, convulsions générales,* puis *tétanos et mort.* Or, qu'y a-t-il de plus ressemblant à l'éclampsie que ces phénomènes que nous venons d'énumérer ?

Nous avouons que dans l'état actuel de la science, cette explication d'empoisonnement par l'urée, empoisonnement qui porte le nom d'urémie, rend parfaitement compte des faits.

5° Dans une dernière hypothèse, ce ne serait pas l'urée seule et concentrée qui intoxiquerait le sang et produirait les phénomènes convulsifs, ce serait la transformation de l'urée, qui est en excès dans le sang, en carbonate d'ammoniaque.

Ce serait donc le carbonate d'ammoniaque, résultat de cette décomposition de l'urée, qui produirait l'empoisonnement auquel on donnait le nom d'urémie. Friericht et Wohler sont les auteurs de cette théorie, qui a eu un grand retentissement et a soulevé bien des critiques.

Pour prouver que leur théorie est vraie, voici les expériences qu'invoquent MM. Wohler et Friericht. Ayant injecté 40 grammes d'urée à des animaux néphrotomisés, ils n'obtinrent, disent-ils, d'accidents cérébraux qu'au moment où ils purent constater la présence de carbonate d'ammoniaque dans le produit de l'expiration. — De plus, Friericht a également trouvé du carbonate d'ammoniaque dans les produits de l'expiration chez les sujets arrivés à la dernière période de la maladie de Bright. Schottin de Katritz a nié ces résultats. Pour lui, l'expiration de l'ammoniaque, signalée par Friericht, chez les albuminuriques, à la dernière période, se retrouve aussi chez les typhoïques, chez les personnes qui ont la bouche malpropre, dans l'agonie de diverses maladies. Pour d'autres, c'est aussi dans le choléra, la scarlatine, etc.

Pour répondre à ces objections, Friericht ajoute que l'injection de l'urée dans les veines d'un animal ne produit aucun accident ;

tandis que l'injection du carbonate d'ammoniaque produit des phénomènes nerveux très-graves.

Schottin répète ces expériences et affirme que l'injection de sulfate de potasse et de sulfate de soude produit les mêmes accidents
que l'injection du carbonate d'ammoniaque.

Bouling fit également des expériences qui contribuent à mettre
en doute les résultats de Wohler et de Friericht.

Enfin, M. Gallois, dans les expériences dont il vient d'être question, a fourni des faits qui permettent de nier les résultats des deux
auteurs allemands.

Chez les animaux sur lesquels il expérimentait, et qui mouraient
empoisonnés rapidement par l'urée, il n'y avait en aucune manière
expiration d'une quantité notable de carbonate d'ammoniaque ;
leur sang ne contenait non plus aucune proportion, même faible,
de carbonate d'ammoniaque, provenant de la décomposition de
l'urée.

M. Gallois en a conclu avec raison, à notre avis, qu'après une
injection d'urée, à dose toxique, dans le sang d'un animal, la por-
tion qui n'est pas éliminée par les reins, et qui reste dans le sang,
empoisonne en tant qu'urée, et sans avoir besoin de se transformer
au préalable en carbonate d'ammoniaque.

Comme d'ailleurs les accidents d'empoisonnement produit par
l'urée ont beaucoup de ressemblance avec les symptômes de l'é-
clampsie, il est probable que la cause est la même, et nous sommes tout porté à croire que l'éclampsie est due à l'urémie
(empoisonnement par l'urée en nature), résultat elle-même de la
préexistence d'une albuminurie.

§ III. Traitement de l'éclampsie.

Le traitement de l'éclampsie a donné lieu à peu de discussions,
et les idées médicales sont assez bien fixées à cet égard.

Nous supposons ici que cet accident se produit pendant la grossesse, en dehors du travail proprement dit de l'accouchement ;
voici ce qu'il y a à faire :

On commencera d'abord par une saignée du bras de trois à quatre palettes, et on peut même y recourir une deuxième fois. C'est là un excellent moyen. Assez souvent on a vu une attaque d'éclampsie céder après l'emploi de cette médication. Il est probable que l'émission sanguine exerce une influence sur la congestion cérébrale, qui joue un si grand rôle soit comme cause, soit comme phénomène concomitant, soit au moins comme conséquence de l'éclampsie.

Si la saignée n'a pas fait cesser l'attaque, si la connaissance n'est pas recouvrée, si enfin le pouls est encore fort et plein, on doit appliquer des sangsues derrière les oreilles. Voici la méthode que préfère M. Becquerel : on en prescrit douze, par exemple ; on commence par en appliquer deux, une derrière chaque oreille ; puis, dès qu'elles sont tombées, on en applique deux autres, et ainsi de suite jusqu'à ce que le nombre prescrit soit épuisé.

En même temps, on prescrit les moyens suivants :

1° Sinapismes répétés sur diverses parties du corps ;

2° Vésicatoires aux cuisses, quelquefois un vésicatoire à la nuque ;

3° Lavements purgatifs.

M. Becquerel a souvent eu à se louer de l'emploi du musc prescrit jusqu'à la dose de 0,50, 0,60, 0,75, et même 1 gramme dans une potion.

Enfin, après la disparition de l'attaque, il faut insister sur la continuation de moyens propres à en prévenir de nouvelles : on emploiera de préférence :

Les bains prolongés ;
Les applications froides sur la tête ;
Les antispasmodiques, et spécialement le musc ;
Les lavements purgatifs.

§ IV. Phénomènes sympathiques de la grossesse.

Les phénomènes sympathiques de la grossesse sont de plusieurs espèces, et l'on pourrait même presque dire qu'ils varient comme chaque femme.

Voici cependant les principes généraux auxquels il nous semble possible de rattacher leur histoire :

Les phénomènes sympathiques sont le résultat des quatre grandes causes suivantes :

1° La modification quelconque, inconnue dans sa nature, mais réelle, incontestable, imprimée à l'organisme de la femme par le développement même du produit de la conception ;

2° L'état d'appauvrissement du sang ;

3° La débilité relative du système nerveux, produite spontanément, ou sous l'influence de la déglobulisation du sang ;

4° L'idiosyncrasie des femmes.

Telles sont les quatre circonstances qui peuvent être invoquées comme capables d'en expliquer l'infinie variété.

On ne peut avoir la prétention, dans ce court résumé, de signaler tous les troubles sympathiques ; nous nous bornons à en présenter le résumé général et rapide.

Appareil digestif. — Du côté du tube digestif, nous trouvons à signaler les modifications suivantes :

Les appétits bizarres et désordonnés que présentent beaucoup de femmes enceintes ; la variation incessante de l'appétit ; la soif exagérée ; la gastralgie, avec tout son appareil si varié de symptômes ; l'accumulation de gaz dans le tube digestif ; les variations qui se produisent d'un jour à l'autre dans le mode suivant lequel s'accomplit la digestion.

Appareil respiratoire. — Ici l'on observe peu de troubles sympathiques. On a bien signalé une toux nerveuse qui se développerait chez certaines femmes enceintes, cesserait après l'accouchement pour se reproduire pendant une nouvelle grossesse; mais il s'agit de savoir si on ne s'est pas trompé, si cette toux est bien un phénomène nerveux, ou n'est pas plutôt le résultat d'une bronchite chronique ou d'une tuberculisation au début. Nous restons dans le doute sur cette question.

Appareil circulatoire. — Parmi les phénomènes sympathiques qui sont souvent observés, nous citerons en particulier les deux suivants :

1° Les palpitations nerveuses, qui deviennent, chez quelques femmes, un symptôme des plus incommodes, et qui sont beaucoup plus intenses que ne le comporte le degré d'anémie existant chez ces mêmes femmes;

2° Les syncopes qui s'observent quelquefois, mais moins fréquemment que les palpitations.

Appareil de sécrétions. — Il est dans les sécrétions un trouble sympathique qu'il est très-fréquent d'observer chez les femmes enceintes; c'est le ptyalisme, qui peut acquérir des proportions considérables. Ce ptyalisme est souvent incessant et fatigue beaucoup les femmes; il contribue à les épuiser et à augmenter la déglobulisation du sang.

Les urines, dans certains cas, sont modifiées dans leur quantité et dans leurs propriétés physiques pendant tout le cours de la grossesse; elles deviennent plus abondantes, plus claires, plus limpides, moins denses; ce qu'elles doivent exclusivement à l'augmentation de la quantité d'eau. Ces urines sont tout à fait semblables aux urines dites anémiques.

Appareil nerveux. — C'est principalement du côté de cet appareil qu'on observe les troubles sympathiques les plus nombreux et les plus variés chez les femmes enceintes; et c'est pour ces phénomènes surtout qu'il faut invoquer l'idiosyncrasie des femmes.

Sensibilité. — L'exagération de la sensibilité générale est un fait qu'il n'est pas rare d'observer. Nous signalons, sous ce rapport, les diverses espèces de névralgies et de névroses qui s'observent fréquemment; l'hyperesthésie, la céphalalgie habituelle qui est accusée par un grand nombre de femmes. La perversion de la sensibilité spéciale des yeux, de l'ouïe, du goût et de l'odorat, se montre encore souvent comme trouble sympathique de la grossesse.

Myotilité. — Chez quelques femmes, on remarque une tendance à l'agitation, un besoin de mouvement. Mais un phénomène contraire plus fréquent, c'est l'apathie, la nonchalance, la fatigue, les courbatures faciles; la difficulté de la locomotion, en un mot.

Intelligence. — L'intelligence n'est pas toujours conservée intacte chez les femmes enceintes. La plupart ont au moins un changement dans le caractère : ainsi elles sont bizarres, plus faciles à émouvoir, et il est quelquefois difficile de reconnaître leur humeur habituelle.

Cette modification de l'intelligence peut aller plus loin, et conduire à une perversion réelle. Qui ne connaît les penchants irrésistibles, et parfois les monomanies, et même les véritables aliénations mentales qu'il n'est pas extrêmement rare d'observer chez les femmes enceintes !

ACCOUCHEMENT.

En partant de l'acte de la conception, et en suivant la succession des faits qui en sont la conséquence et qui constituent la grossesse, nous sommes arrivés à un deuxième acte, celui de l'accouchement, qui vient s'accomplir à l'instant où le produit de la conception a acquis un développement suffisant pour vivre de la vie extérieure.

Ainsi, dans cette deuxième phase de cette unité, qu'on appelle *état puerpéral*, il est indispensable d'étudier à part deux ordres de faits : 1° les uns sont la conséquence des modifications survenues chez la femme par suite du développement du fœtus ; 2° les autres sont le résultat de l'acte de l'accouchement.

A. *Modifications de la femme au moment de l'accouchement.* — Ces modifications sont les trois modifications de la grossesse, portées à leur maximum ; ainsi :

1° Développement maximum de l'utérus, en rapport avec le développement correspondant du fœtus ;

2° Altérations du sang, également à leur summum, et pouvant être représentées par les chiffres moyens suivants :

Eau.	820
Globules.	100
Albumine.	65
Fibrine.	4
Matières grasses.	2,5
Sels alcalins.	8,5

3° Urines albumineuses dans une proportion variant d'un cinquième à un septième des cas.

Toutes ces modifications sont donc dans ce moment les plus propres à produire les mêmes accidents que pendant la grossesse. Mais, en présence de l'acte important et transitoire de l'accouchement, tous les accidents de longue durée, la gêne mécanique, la pléthore, l'anémie, l'hydropisie, n'occupent plus le premier rang ; un seul, par sa marche rapide, sa gravité et sa fréquence, doit nous arrêter encore : c'est l'éclampsie.

Peut-être aurions-nous dû ne décrire l'éclampsie qu'en nous occupant de l'accouchement proprement dit, car c'est alors que cet accident sévit avec beaucoup plus de fréquence. Si nous ne l'avons pas fait, c'est que nous nous sommes laissé entraîner par la filiation des faits, et par la nécessité d'exposer les rapports intimes de cet état morbide avec l'albuminurie.

Puisque nous connaissons déjà cet accident, il nous suffira de signaler sa grande fréquence au moment de l'accouchement. La cause première est, comme dans les cinq derniers mois de la grossesse, l'altération du sang, conséquence de l'altération des reins. Quant à la plus grande fréquence, elle trouve son explication non-seulement dans le maximum des altérations du sang, mais aussi dans les circonstances de l'accouchement, qui deviennent probablement autant de causes occasionnelles.

Parmi les influences invoquées par les auteurs comme déterminant cette fréquence plus grande de l'éclampsie au moment de l'accouchement, on peut citer en particulier les suivants :

1° Le fait unique de l'accouchement : dans la majorité des cas, en effet, les phénomènes de l'éclampsie éclatent au moment de l'accouchement; ainsi dans une statistique de 200 cas d'éclampsie, on l'a observé 140 fois pendant l'accouchement; ce qui fait une moyenne de 70 pour 100;

2° La primiparité ;

3° La longueur et la difficulté du travail ;

4° La rétention trop prolongée du placenta ;

5° Les émotions vives survenant à l'instant de l'accouchement.

Telles sont les principales circonstances qui ont été notées.

L'avortement, sous le rapport de son influence sur la production de l'éclampsie, peut être placé à côté et immédiatement après l'accouchement : l'avortement est une cause d'autant plus puissante que cet accident est plus rapproché de l'accouchement normal.

B. *Acte de l'accouchement.* L'acte de l'accouchement a deux résultats : 1° un affaiblissement ; 2° des désordres physiques ou mécaniques.

1° *Affaiblissement.* — L'acte de l'accouchement est un travail, et un travail douloureux ; or, par ce double caractère, il doit déterminer un affaiblissement : tout travail, en effet, et toute douleur s'accompagnent d'une perte de forces.

2° *Désordres physiques ou mécaniques.* — Ils se résument par le mot de déchirure. Cette déchirure vient du détachement du placenta, détachement qui n'est pas un simple décollement, mais une véritable rupture plus ou moins étendue siégeant à la surface de la muqueuse de l'utérus.

A cette déchirure, que l'on pourrait appeler physiologique, viennent souvent se joindre d'autres lésions accidentelles du même genre, et produites soit par le passage de l'enfant, soit par la main ou l'instrument de l'opérateur.

La déchirure de l'utérus ne produit pendant la période de l'accouchement qu'un seul accident, c'est l'hémorrhagie.

Tous les auteurs sont d'accord pour reconnaître la rupture des vaisseaux sanguins comme le point de départ de l'hémorrhagie ; mais tous ne le sont pas pour expliquer le mode d'action de cette cause : trois opinions ont été émises à ce sujet.

Première opinion. — L'hémorrhagie est produite par l'exagération des lésions physiques.

Deuxième opinion. — D'après M. Blot, les désordres physiques ne produisent l'hémorrhagie qu'à la condition d'une albuminurie agissant comme cause prédisposante.

Troisième opinion. — D'après la plupart des auteurs, la rupture des vaisseaux ne produit l'hémorrhagie que dans le cas où elle se combine avec l'inertie de l'utérus : l'utérus, ne se contractant pas, laisse les vaisseaux béants, et permet ainsi l'écoulement sanguin.

Nous passerons sous silence les signes et le traitement de cette hémorrhagie; nous remarquerons seulement qu'elle détermine un affaiblissement s'ajoutant à celui qui est causé par le travail douloureux de l'accouchement.

ÉTAT PUERPÉRAL PROPREMENT DIT.

L'état puerpéral proprement dit peut être considéré comme comprenant à peu près les trente jours qui suivent l'accouchement : ainsi, nous réunissons sous le même nom, et comme embrassant une suite non interrompue de phénomènes identiques, les deux périodes admises par M. Chomel dans l'état puerpéral : 1° la première constituée par les quinze premiers jours qui suivent l'accouchement; 2° la deuxième, à laquelle il donne plus spécialement le nom d'état post-puerpéral, et qui comprend les quinze à vingt-cinq jours qui suivent la première quinzaine.

De même que nous avons vu, dans la période d'accouchement, de nouvelles influences s'ajouter aux modifications organiques qui s'étaient produites pendant la durée de la grossesse, de même nous voyons dans la période puerpérale de nouvelles modifications organiques s'ajouter aux influences développées dans les deux périodes précédentes.

Les modifications des deux périodes précédentes, alors arrivées au maximum, sont : l'augmentation de la fibrine, la diminution de l'albumine, et surtout celle des globules.

Pendant les deux premières périodes, nous n'avons pu déduire aucune conséquence pathologique de ce grand fait physiologique, l'augmentation de la proportion de la fibrine du sang : c'est que, en effet, le fœtus était là comme une dérivation permanente, qui absorbait la fibrine pour la nutrition. Mais le nouvel être une fois séparé de l'organisme maternel, la femme ne supporte pas toujours impunément cet excès de fibrine, qui ne lui est pas destiné ; et alors cet élément vient figurer parmi les causes de maladie et favoriser surtout, d'une manière singulière, la production des phlegmasies.

Les modifications nouvelles qui surviennent chez la femme et qui commencent immédiatement après l'accouchement sont les suivantes :

1° Le travail de cicatrisation , qui doit s'opérer dans l'utérus au point où le placenta était inséré, et qui a pour but l'oblitération des vaisseaux. Ce travail peut être simple : il consiste alors dans la sécrétion d'une lymphe plastique, coagulable, qui s'organise peu à peu en tissu fibroïde de nouvelle formation. Il peut être double : il se compose alors du travail dont il vient d'être question , et en plus d'une suppuration , à un degré variable, des parties en travail de réparation. C'est cette suppuration qui survient dans un si grand nombre de cas, qui constitue , lorsqu'elle existe, un foyer permanent d'infection pour l'organisme ; foyer d'autant plus dangereux, qu'il se trouve dans un organe éminemment vasculaire, et où des veines nombreuses et largement ouvertes se trouvent en contact incessant avec lui.

2° L'établissement de la sécrétion lactée. Le travail actif, énergique, qui tend à s'établir du côté des seins de la femme, travail auquel on s'oppose dans un si grand nombre de cas , est une circonstance qui atténue puissamment l'influence de l'augmentation de la fibrine. Il résulte de là qu'il est nécessaire dans l'étude de cette modification d'établir une division parmi les nouvelles accouchées : 1° celles qui nourrissent ; 2° celles qui ne nourrissent pas. S'il est, en effet, un résultat acquis à la science, c'est que les premières sont beaucoup moins prédisposées aux phlegmasies et aux autres accidents de l'état puerpéral, que les dernières.

On s'explique assez bien ce fait : la femme continuant, comme pendant la grossesse, à nourrir l'enfant de ses propres éléments, la sécrétion lactée forme une dérivation puissante qui absorbe les matériaux fibrineux ; et elle peut ainsi débarrasser le sang par degrés insensibles de cet élément phlegmasique.

Toutes ces causes se combinent en deux groupes pour produire deux genres de maladies, qui sont :

1° Les phlegmasies ;

2° La fièvre puerpérale.

1° *Phlegmasies dépendant de l'état puerpéral.* — Nous nous bornerons ici à signaler d'une manière rapide les caractères généraux des phlegmasies de l'état puerpéral ; leur description isolée ne nous regarde pas : ce sont des principes généraux seuls que nous voulons établir.

Caractères généraux des phlegmasies puerpérales. — Le premier fait général, c'est la fréquence avec laquelle les femmes en couches contractent ces phlegmasies dites puerpérales. Ce résultat trouve une explication très simple dans l'augmentation de la fibrine ; plus cet élément est augmenté après l'accouchement, plus la femme est prédisposée aux phlegmasies.

2° Toutes les phlegmasies ont de la tendance à se produire ; mais elles se développent de préférence dans certains organes, et en particulier dans ceux qui ont été le siége d'un travail antérieur, dans l'utérus, par exemple, où se sont accomplis les principaux phénomènes de l'accouchement ; elles peuvent cependant siéger partout ailleurs.

Ces phlegmasies qui se développent ainsi de préférence sont dans un ordre décroissant de fréquence : la péritonite puerpérale, la métrite puerpérale, leur combinaison ou la métro-péritonite, le phlegmon des ligaments larges et du tissu cellulaire péri-utérin ; l'ovarite, le phlegmon de la fosse iliaque, la *phlegmatia alba dolens*, la phlébite utérine, la lymphangite utérine.

Nous rangeons dans une section tout à fait en dehors de l'ordre de fréquence précédent le phlegmon du sein.

3° Les phlegmasies puerpérales se développent souvent à la suite de causes occasionnelles légères, et qui parfois même ne peuvent être reconnues.

4° Leur début est en général assez rapide ; il est constamment marqué par un frisson, qui est presque toujours beaucoup plus fort que dans une phlegmasie simp'e.

5° Leurs symptômes généraux sont souvent plus graves que ceux des phlegmasies simples correspondantes : ainsi la réaction est plus vive, la fièvre plus intense ; — elles se compliquent beaucoup plus facilement d'un état typhoïde ; — elles épuisent aussi plus complétement les malades.

6° La marche des phlegmasies puerpérales est en général assez rapide. Elles se propagent aux parties voisines avec beaucoup plus de facilité que les phlegmasies simples; elles aboutissent beaucoup plus vite et beaucoup plus facilement que ces dernières à la suppuration.

7° Les phlegmasies puerpérales se terminent moins souvent peut-être que les autres phlegmasies d'une manière heureuse. Elles ont de la tendance à passer à l'état chronique, et cet état chronique se prolonge parfois indéfiniment.

8° Le traitement et spécialement les émissions sanguines réussissent peut-être moins franchement que dans les autres phlegmasies.

2° *Fièvre puerpérale.* — La fièvre puerpérale ne saurait être décrite complétement dans ces leçons; nous voulons seulement donner une idée de l'opinion qu'on peut se faire touchant la nature de cette affection.

La fièvre puerpérale est une pyrexie, une fièvre essentielle qui se développe exclusivement chez les femmes récemment accouchées.

Cette fièvre est préparée, en quelque sorte, par les modifications organiques que la grossesse d'abord, l'accouchement ensuite, ont déterminées chez la femme.

Les modifications organiques qui nous semblent exercer une influence sur la production de la fièvre puerpérale sont en particulier les suivantes :

1° La modification générale apportée dans l'organisme de la femme par la grossesse et l'accouchement ;

2° La diminution de proportion de l'albumine du sang tombée à un chiffre plus bas qu'elle ne doit être dans la grossesse physiologique.

Lorsque l'albumine du sérum tombe au-dessous du chiffre 55, nous pensons que la femme qui a échappé à l'éclampsie est singulièrement prédisposée à la fièvre puerpérale.

Si, pour admettre cette proposition, la science ne possédait que les quelques faits qui ont été recueillis et analysés par MM. Becquerel et Rodier, nous nous serions bien gardé d'ériger en loi une semblable proposition; mais les analyses si nombreuses et si intéressantes que M. Hersent a consignées dans sa thèse inaugurale permettent d'établir ce fait comme incontestable.

4

D'un autre côté, peu importe quelle est la cause de cette diminution notable : qu'elle soit le résultat d'une albuminerie, qu'elle soit le produit spontané de la grossesse ; le résultat est le même dans les deux cas : c'est la prédisposition à la fièvre puerpérale.

3° L'augmentation de proportion de la fibrine : elle prédispose aux phlegmasies, qui jouent un si grand rôle, comme phénomène incident ou consécutif, dans la fièvre puerpérale.

4° Le travail de cicatrisation de la surface utérine à laquelle avait été inséré le placenta, et des veines de cette partie ; travail de cicatrisation qui, pour une cause ou pour une autre, devient double, et consiste dans la combinaison d'une production d'une lymphe plastique et d'un certain degré de suppuration. Il est évident que par ce dernier fait, la femme est sous le coup, sous l'imminence d'une infection purulente, état morbide auquel on voit jouer si souvent un grand rôle dans la fièvre puerpérale.

Ceci posé, voyons de quelle manière on doit décrire l'anatomie pathologique de la fièvre puerpérale.

D'abord, il est admis par beaucoup de médecins, d'après les recherches de MM. Dubois, Valleix, et bien d'autres, que la fièvre puerpérale, surtout si elle suit une marche très-rapide, peut enlever les femmes, sans que l'autopsie révèle aucune altération appréciable.

C'est une conclusion que nous admettons volontiers, à condition que nous la modifierons de la manière suivante : Sans que l'autopsie révèle aucune altération appréciable des solides de l'organisme ; voici pour quelle raison :

On ne trouve aucune lésion des solides dans un certain nombre de cas, cela est vrai, cela est incontestable ; mais nous sommes convaincu que, si on les eût cherchées pendant la vie, on eût certainement trouvé des altérations du sang : voici les preuves sur lesquelles nous nous fondons.

Dans les quatre seules observations de fièvre puerpérale dans lesquelles MM. Becquerel et Rodier ont analysé le sang, voici les altérations qui ont été trouvées :

1° Une diminution des globules ; elle était le résultat de la grossesse et de l'accouchement. Elle ne nous semble jouer aucun rôle spécial dans la fièvre puerpérale.

2° L'augmentation de proportion de la fibrine.

3° La diminution considérable de l'albumine du sérum.

Dans plus de trente cas analysés par M. le docteur Hersent, les altérations du sang n'ont jamais manqué ; elles étaient même plus caractérisées et plus nettes que dans les observations qui sont propres à MM. Becquerel et Rodier. Du reste, il y a encore tout un travail à faire à cet égard, et nous n'engageons pas les pathologistes à admettre comme définitifs ces résultats, avant que d'autres analyses plus nombreuses encore aient été faites.

Dans la fièvre puerpérale, on peut trouver des traces d'une phlegmasie plus ou moins intense, dans l'utérus, ses annexes, le péritoine, etc. Ces phlegmasies ne constituent pas un élément essentiel de la maladie ; elles n'en sont qu'une conséquence, qu'un élément plus ou moins important, qui vient s'y joindre, mais dont l'existence n'est pas du tout indispensable à la constitution même de la fièvre puerpérale.

On peut y trouver les résultats d'une infection purulente, particulièrement les abcès métastatiques. Ces lésions sont plus rares que les phlegmasies, et elles jouent le même rôle que ces dernières, c'est-à-dire qu'elles ne sont qu'un phénomène consécutif, qu'un élément accidentel d'une grande importance, il est vrai, mais qui n'est pas indispensable à la constitution de la maladie elle-même.

Nous bornons ici ces considérations générales, relatives à la fièvre puerpérale, que nous n'avions nullement l'intention de décrire ici d'une manière détaillée.